DU

SEVRAGE

Question mise au Concours en 1875

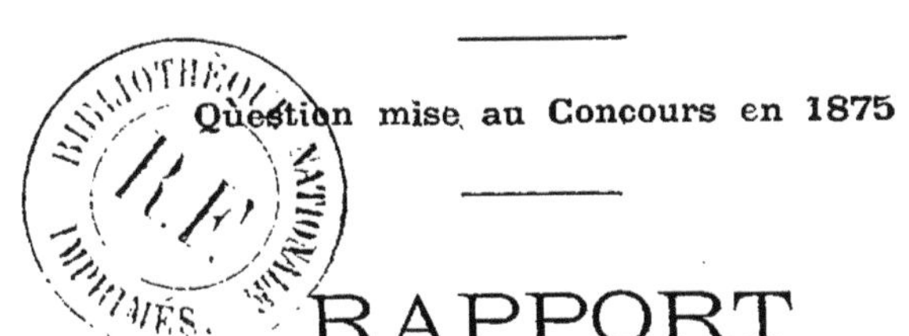

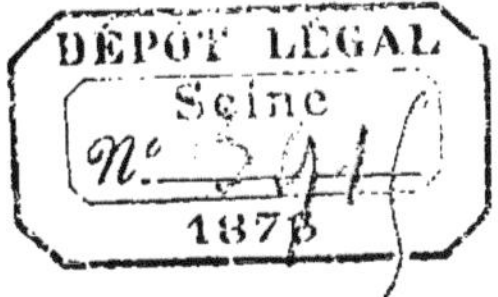

RAPPORT

Fait au nom d'une Commission

COMPOSÉE DE

MM. les Docteurs MARJOLIN, LABARRAQUE

ET

DESPAULX-ADER

Rapporteur

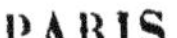

PARIS

IMPRIMERIE DE FÉLIX MALTESTE ET Cie

22, RUE DES DEUX-PORTES-SAINT-SAUVEUR

1876

DU SEVRAGE

RAPPORT FAIT AU NOM D'UNE COMMISSION

COMPOSÉE DE MM. LES DOCTEURS

MARJOLIN, LABARRAQUE *et* DESPAULX-ADER, *Rapporteur*.

Mesdames et Messieurs,

Le 2 février 1868, en vous faisant un rapport sur la question de l'allaitement maternel que la Société protectrice de l'Enfance avait mise au concours, je vous disais que cette question qui regarde le moraliste, le philosophe, l'homme politique, le jurisconsulte, l'économiste, aussi bien que le médecin, était, de toutes celles qui ressortissent à notre compétence, la première, la plus importante ; qu'elle était la clef de voûte sur laquelle s'appuyaient le développement et la force physique, morale et intellectuelle d'une nation, son accroissement, sa prédominance dans le monde. Depuis, suivant le même ordre d'idées, marchant dans la même voie, notre Société a mis à l'étude une série de questions qui viennent se compléter les unes les autres, et dont le but a toujours été l'hygiène de l'enfant et de la jeune mère, la régénération par les soins maternels, par l'éducation première de la population de notre noble et belle patrie.

Depuis dix ans que la Société protectrice de l'Enfance existe, depuis que, démontrant à tous la mortalité effrayante qui sévit sur les enfants élevés loin de leurs mères, et dont les causes les plus fréquentes sont une nourriture prématurée et un sevrage mal fait, inintelligent, le sentiment de la maternité s'est réveillé dans le cœur des mères, et beaucoup de femmes, dans toutes les conditions sociales, honteuses de manquer à leurs devoirs, nourrissent aujourd'hui, qui jadis, par négligence sans doute, par ignorance à coup sûr, rejetaient avec horreur la pensée d'élever elles-mêmes leurs enfants. Il faut le dire, parce que c'est la vérité ; c'est donc par les soins de notre Société, par sa persévérance, par ses efforts, que ce bienfait a été acquis à l'humanité. Elle s'est donné la tâche de

faire l'éducation de la femme, et chaque jour nous avons la consolation d
reconnaître que ses efforts sont couronnés de succès. Comme J.-J. Rous
seau, elle aura essayé d'élever la femme à la dignité de mère; mais, plu
heureuse que ce philosophe moins moralisateur que sophiste, elle réussira
parce qu'elle s'adresse non à l'esprit de l'homme, mais au cœur du pèr
de famille, à son patriotisme; non au raisonnement, au caprice de l
mère, mais à sa tendresse, à son dévouement. D'ailleurs, les résultat
acquis sont là pour démontrer la vérité de ce que j'avance, puisque
comme l'a relevé notre collaborateur et savant collègue M. le docteu
Marjolin, dans un rapport sur les orphelinats agricoles (février 1875), pa
la seule surveillance de notre Société, en dix ans, a diminué la mortalit
de 45 p. 100, c'est-à-dire que, de un jour à un an, elle est descendu
de 59 p. 100 à 11 p. 100.

Cette année, vous avez mis au concours la question peut-être la plu
importante après celle de l'allaitement maternel, j'ai dit le sevrage
Comme les autres années, vous avez fait appel à toutes les lumières,
toutes les expériences; vous avez demandé à tous des notions, des règle
fixes, des préceptes, pour faciliter à l'enfant le passage de la nourritur
maternelle à la nourriture ordinaire de l'homme, et, comme toujours, votr
appel n'a pas été vain. Il a été entendu de quelques-uns, puisque plusieurs concurrents ont envoyé des mémoires des plus importants, o
l'esprit de sagesse le dispute à la science, où le savoir côtoie constammen
l'expérience et la saine raison. Toutefois, disons pourtant avec douleu
qu'il est regrettable, pour le but que nous poursuivons, que le nombr
des travaux envoyés ait été si peu considérable. Il eût été curieux, er
effet, et c'était ce que vous désiriez, de connaître les coutumes, les prati
ques qui existent dans les diverses régions de la France; les résultat
qu'on en obtient, au point de vue du bien-être et de la mortalité de
enfants; de comparer ces résultats et d'en tirer des conclusions au profi
de l'éducation maternelle et de l'hygiène du premier âge. Il existe de
pays où le lait d'animaux manque complétement, il en existe où il es
très-abondant; il est évident que les coutumes ne doivent pas être le
mêmes des deux côtés. Telle région donne la préférence au lait de vache
telle autre au lait de chèvre ou de brebis, ou d'ânesse; ces laits n'ont pa
la même composition, leurs forces nutritives diffèrent, leur influence dan
la nutrition de l'enfant doit différer aussi. Dans tel endroit la coutume
est de nourrir trois mois, six mois, un an, dix-huit mois, puis on arriv
plus ou moins brusquement à une alimentation artificielle, en généra
trop substantielle et par conséquent plus ou moins en rapport avec le
forces digestives de l'enfant. Dans ces endroits, la mortalité est-elle plus
grande que dans les autres? les enfants sont-ils plus rachitiques? y a-t-il

plus d'idiots, plus de crétins qu'ailleurs? En un mot, ces diverses alimentations, le sevrage plus ou moins hâtif, ont-ils une influence marquée sur le développement physique, moral et intellectuel de la population ? Telles sont quelques-unes des questions que vous espériez voir traiter par les concurrents et qui, malheureusement, sont restées à l'état de *desiderata.*

Un enfant vient de naître : la mère, le père sont tout au bonheur de se voir revivre dans ce petit être, rien n'égale leur joie ; ils sont heureux, l'univers leur appartient; les douleurs, les ennuis passés sont oubliés; le premier vagissement de l'enfant a été pour eux l'eau du fleuve Léthé. Il ne leur viendra pas à la pensée que ce cher petit être est, dès sa conception, sujet à de nombreuses maladies, à de nombreuses transformations qui peuvent, qui doivent mettre sa vie en danger. Depuis neuf mois ils l'attendent, ils le sentent vivre dans les flancs de la mère, maintenant ils le voient vivre de sa vie propre, ils lui trouvent des beautés, des ressemblances impossibles, des grâces particulières, ils le voient déjà souriant, causant, jouant, espiègle et plein de malice et d'esprit. Ils le voient grandir; il est brillant, il est beau, il est heureux de vivre ; il remporte des succès, il éblouit le monde par son intelligence, par ses réparties; il deviendra sans doute un homme important, une femme célèbre par ses vertus, par sa beauté, par les qualités de son cœur; mais, hélas! que de déboires dans la vie ! Ce petit être restera peut-être chétif, malingre, souffreteux et idiot; il se développera mal, restera petit, mal fait; son esprit, son caractère se développeront mal; loin d'être un jour heureux de vivre, il restera chagrin, morose; il rendra peut-être indifférence et haine pour tant d'amour, pour tant de soins ; mais le plus souvent, il faut bien le dire, cela dépendra de l'aptitude, de l'intelligence des parents à l'élever, de la direction qu'ils auront donnée à ses organes, à son esprit, du soin qu'ils auront pris de l'étudier, de le connaître, afin de développer ses bons instincts et de combattre les mauvais. Il faut d'abord faire l'éducation du père et de la mère, il faut les mettre en garde contre ces préjugés ridicules qui entravent le développement normal, physique et moral de l'enfant, et qui pourtant sont si répandus dans le monde qu'ils ont acquis presque le caractère de la vérité scientifique. C'est la mission que s'est donnée notre Société, celle qu'elle poursuit depuis plus de dix ans avec un courage et une intelligence qui lui ont mérité le titre de bienfaitrice de l'humanité.

L'enfant est né; il boit à longs traits dans le sein maternel l'aliment que, dans sa prévoyance, la nature lui a préparé. Déjà il paye par son sourire, par ses caresses, les fatigues, les tourments de sa mère; il a déjà plusieurs mois et quelques dents; la pensée du sevrage, tant au point de vue de la mère que de l'enfant, vient à l'esprit des parents ; comment s'y prendre? à quelle époque le sevrer? quelles sont les précautions à prendre pour y arriver? Telles sont les questions que la Société protectrice de l'Enfance a proposées au monde savant, en lui demandant de traiter du sevrage.

Posons d'abord ce principe, qui est dû à M. Alphonse Leroy : le sevrage ne doit pas être le passage d'une nourriture à une autre ; c'est la cessation d'un des aliments de l'enfant. Il faut donc l'habituer, dès l'âge de cinq, six ou huit mois, à prendre d'autres aliments que le lait de sa mère, afin qu'il puisse les continuer lorsqu'il sera en position de s'en passer. La vie intra-utérine est purement végétative, puis la vie animale lui succède. L'enfant respire, digère par lui même ; il entre en relation avec le monde extérieur par ses sens. A cette époque le lait de la mère, et à son défaut, celui d'une nourrice mercenaire, est le seul aliment qui lui convienne, car le lait est l'aliment le plus complet : il contient des matières albuminoïdes, des matières azotées, caséum ; des matières grasses, non azotées, dites respiratoires, beurre, fécule, sucre ; des matières minérales, nécessaires pour la formation et le développement des os. La composition du lait, aux diverses époques de la lactation, est loin d'être la même. Dans le commencement, il est clair, opalin, filant ; il a des qualités légèrement purgatives, nécessaires pour chasser le méconium des intestins de l'enfant, et est très-peu nourrissant : il est approprié à la force digestive d'un estomac qui n'a encore rien digéré ; il contient plus d'albumine que de caséum et de beurre. A mesure que les forces digestives augmentent, il se modifie, il acquiert graduellement les qualités du lait parfait ; mais, à un certain moment, l'enfant ne peut se contenter de cet aliment, devenu insuffisant, il faut lui en donner d'autres ; en même temps qu'il prend des jours, son estomac prend des forces, et il peut digérer d'autres substances. Ainsi s'établit une trilogie de la maternité : dans la première période, la mère nourrit l'enfant de son sang ; dans la deuxième période, de son lait ; dans la troisième, de ses soins, de son affection, et l'enfant la paye, à mesure que son intelligence s'accroît, de sa tendresse, de son amour. La première période se termine à la section du cordon ombilical, la deuxième à la fin de l'allaitement et a pour terme le sevrage.

La nature et la physiologie indiquent l'époque de ce sevrage. Pour que l'enfant puisse être sevré, il faut qu'il puisse manger, il faut qu'il ait des dents. Si, d'un autre côté, à partir du dixième ou onzième mois, la proportion des principes organiques diminue dans le lait de la mère, il est raisonnable de penser qu'il faille substituer à ce lait insuffisant une alimentation plus substantielle : l'âge seul de l'enfant ne peut fixer le terme du sevrage. C'est une question de dentition, disait notre vénéré maître

Trousseau, si compétent dans ces questions ; aussi faut-il toujours éviter que les accidents inhérents à ce travail ne viennent compliquer le sevrage. La bouche d'un enfant nouveau-né est faite pour la succion et non pour la mastication, et lorsque le travail des dents se fait, souvent les gencives, l'intérieur de la bouche sont rouges, tuméfiés, douloureux. S'il n'est pas rigoureusement vrai d'admettre qu'un enfant ne doit être sevré qu'après l'évolution complète des dents, il est rationnel cependant d'admettre que ce sevrage ne doit avoir lieu que lorsque l'évolution est assez avancée pour donner la certitude que tout se passera d'une manière normale.

A quel âge doit-on sevrer un enfant? Cette question est résolue différemment selon les pays, les climats. Dans les pays où le lait de vache est rare, on ne sèvre l'enfant qu'à deux et trois ans ; dans les climats tempérés, où le lait de vache est abondant, la durée de la lactation maternelle peut et doit diminuer de beaucoup. Baumès fixe cette époque à dix-huit ou vingt mois, en général, mais il prend pour base l'éruption dentaire. C'est en effet ce que la physiologie nous indique. Les aliments, pour être digérés, ont besoin d'être broyés, imbibés de salive ; il ne faut donc donner à l'enfant des aliments solides que lorsqu'il aura assez de dents pour commencer la digestion dans la bouche. L'aspect général de l'enfant, la force de sa constitution, sa gaieté, sa vivacité doivent encore aider à fixer ce terme.

Depuis sa naissance jusqu'à sa première dent, l'enfant ne fait que se nourrir du lait maternel. Si l'on le maintient dans de bonnes conditions de nourriture, il croit, il se fortifie ; si, au contraire, il se trouve dans de mauvaises conditions, il s'étiole, il s'affaiblit, il dépérit. La dentition devient pénible, difficile et dangereuse. Ce n'est que vers cinq, six, sept ou huit mois que se montre la première dent. C'est à la mâchoire inférieure qu'apparaissent en général les deux premières incisives médianes, elles sont suivies par deux dents semblables à la mâchoire supérieure, puis viennent les deux incisives latérales supérieures. Deux ou trois mois après apparaissent les deux incisives latérales inférieures et les premières molaires, deux à chaque mâchoire. A ce moment, il se fait un nouveau point d'arrêt de un, deux ou trois mois, et les dents canines se montrent. Après un nouvel intervalle de trois ou quatre mois, apparaissent les quatre dernières molaires. La première dentition se compose donc de huit incisives, de quatre canines et de huit molaires. Trousseau, qu'il faut toujours citer lorsqu'il s'agit de l'éducation du premier âge, est le premier qui ait indiqué les divers points d'arrêt qui existent dans l'évolution dentaire. C'est pendant un de ces points d'arrêt, pendant un de ces intervalles qu'il faut sevrer l'enfant, si la nécessité le veut, si l'âge de l'enfant et l'évolution dentaire le permettent.

Faut-il sevrer l'enfant lentement ou brusquement? Tous les auteurs qu
ont écrit à ce sujet recommandent de n'effectuer le sevrage que lente
ment, graduellement. Dès l'âge de cinq ou six mois, l'enfant doit s'ha
bituer à boire du lait de vache, exclusivement à toute autre nourriture
C'est le seul aliment qui, dans les commencements, soit apte à remplace
le lait maternel. Il faut surtout se mettre en garde contre tous ces soi
disants succédanés du lait de la mère. Soyons bien persuadés qu'aucu
ne peut remplacer le lait de femme, et, plus tard, le lait de vache
tous les auteurs s'appuient, en cela comme sur beaucoup d'autres points
sur l'autorité de notre cher et savant président, M. Boudet. Les eaux d
gruau, d'orge, de son, avec lesquelles on a l'habitude de couper le lai
sont nuisibles, par leur décomposition dans l'estomac, à l'intégrité d
cet organe : l'eau pure est suffisante pour couper le lait, si on le juge tro
fort pour les forces digestives de l'enfant. Nous avons dit que la bouch
de l'enfant était faite pour la succion, il faut donc se servir du bibero
et non du verre, lorsqu'on a recours à une nourriture artificielle. Il es
bien entendu que le choix du biberon n'est pas indifférent. Il faut qu'
soit toujours tenu à la main lorsque l'enfant boit, et qu'il soit toujou
d'une exquise propreté. Ce n'est que vers huit ou dix mois que l'enfar
doit prendre des crèmes, des fécules, des farines diverses. A ce momen
ces aliments aideront puissamment à la facilité du sevrage, lorsqu
l'époque en sera arrivée. Alors l'enfant ne passera pas d'une alimentatio
à une autre, il cessera seulement de prendre un des aliments qui l'on
aidé à croître.

A mesure que l'évolution dentaire se fait, il s'accomplit dans le
organes de la mastication des modifications essentielles : les glandes sali
\vaires se développent, les follicules mucipares de la muqueuse buccal
entrent en fonctions et fournissent une salive suffisante pour commence
la digestion des aliments. Il ne faut donc jamais sevrer un enfant avan
la sortie de ses premières dents; il ne faut jamais le sevrer pendant l
travail de la dentition ; il ne faut jamais le sevrer tout d'un coup; il n
faut jamais le sevrer pendant l'été, à cause des diarrhées qui règnen
pendant cette saison de l'année. Le printemps, l'automne et même l'hive
sont préférables pour cette opération.

Dans le sevrage, le lait de vache est l'aliment qui doit remplacer celu
de la mère, les autres substances dont on nourrira l'enfant, fécules
crèmes, bouillons, potages, ne doivent être augmentés que très-graduel
lement, et assez doucement pour qu'il n'en éprouve ni indigestion, n
irritation des intestins. Lorsqu'un enfant est assez grand pour manger l
jour, il doit être sevré complétement la nuit. C'est ce que les nourrices
en général, et quelques mères ne veulent pas comprendre. La nuit, l'en

fant doit dormir, et son estomac se reposer ; lui laisser l'habitude de se réveiller souvent pour boire est préjudiciable à sa santé. Lorsque ces préceptes auront été suivis, l'enfant se sèvrera presque de lui-même.

Quelques mères, souvent dans une bonne intention, quelquefois pour s'affranchir de cette tâche pénible, confient leurs enfants à des sevreuses, c'est-à-dire qu'elles éloignent d'elles ces petits êtres, alors qu'elles leur sont le plus nécessaires, sous prétexte que le sevrage sera plus facile, qu'ils auront besoin de soins particuliers qu'ils ne peuvent recevoir que dans des maisons appropriées à ce genre d'industrie : soyez-en bien persuadées, mères de famille, ces soins mercenaires ne pourront jamais, jamais, entendez-le bien, remplacer votre affection, vos caresses, votre sollicitude, et en vous séparant de vos enfants, vous courrez le risque de perdre en quelques jours le bénéfice de longs mois, de longues années de dévouement et d'abnégation.

Un sevrage prématuré amène une alimentation prématurée — et nous savons tous combien d'enfants meurent pour avoir été nourris par ce qu'on appelle *le petit pot,* — nous avons tous encore présentes à la mémoire les statistiques qui ont été publiées dans ces dernières années ; disons que lorsque la mort n'est pas la suite d'une nourriture prématurée, il en résulte presque toujours l'étiolement, le rachitisme, la scrofule et même la phthisie des poumons et du ventre.

Comme le sevrage hâtif, le sevrage tardif a ses inconvénients. Un enfant qui tette trop longtemps perd ses forces, devient gros et gras, mais reste pâle, sans vigueur ; les os ne se développent pas, les jambes se courbent, les dents sortent plus lentement, les chairs restent molles, et il s'étiole, faute d'aliments assez substantiels.

Les accidents consécutifs au sevrage, les plus communs, sont la diarrhée, les vomissements et le choléra infantile, les convulsions, qui reconnaissent également pour cause des indigestions, le carreau, le rachitisme, dont les causes premières sont presque toujours dans des troubles digestifs.

L'organisme d'un enfant étant d'une délicatesse extrême, on comprend que le genre de nutrition auquel on le soumet doive le modifier dans un sens ou dans un autre. Galien disait qu'avec une alimentation particulière il modifierait à sa volonté le caractère, la manière d'être d'un homme, qu'il le rendrait brave ou poltron, doux ou méchant. A plus forte raison ne pourrait-on pas dire la même chose, lorsqu'il s'agit de l'organisme, de la constitution si frêle, si malléable d'un enfant. Nous ne saurions trop nous élever contre ce préjugé qui, même dans les familles riches, porte les parents à donner à goûter, aux enfants à peine sevrés, de tout ce qu'ils mangent eux-mêmes, sous prétexte de leur faire un bon estomac. Après le sevrage, l'alimentation doit être variée, mais sa base doit toujours être les aliments auxquels ils ont été habitués. Comme pour les tétées, il convient de régler les repas : les sucreries, les pâtisseries surtout, sont nuisibles, et, en tout cas, sont inutiles.

L'alimentation fait partie de l'éducation d'un enfant. Si l'on avait apporté à l'éducation de l'homme l'attention que l'on accorde, depuis longtemps, à celle de certains animaux domestiques, on aurait singulièrement accru et perfectionné notre population, car l'homme se ressent toute sa vie du régime qu'il a suivi dans son enfance.

De son côté, si la mère a suivi les préceptes que nous avons donnés dans ce rapport, son lait, à l'époque du sevrage, devra être peu abondant et facile à faire passer. Il suffira qu'elle se mette à une diète relative, de se couvrir les seins de ouate, de se purger légèrement et de prendre quelques tasses d'une boisson diurétique et sudorifique. Toutes les tisanes dites antilaiteuses, comme des décoctions de canne, de pervenche, de persil, d'ortie, etc., doivent être mises au même rang que la décoction de bouchons de liége ou de rondelles de manche à balais. Quant aux soi-disant laits répandus, dépôts de lait, etc., il y a longtemps que la science a fait justice de ces épouvantails; pourtant, il peut arriver que la longue sécrétion de ce liquide, lorsqu'elle est supprimée brusquement, occasionne dans l'organisme des troubles qui se manifestent de diverses manières, à la surface du corps ou à l'intérieur des viscères; mais, à coup sûr, ce ne sera jamais sous forme de dépôts de lait ou de laits répandus, le lait sécrété par les seins ne pouvant passer de ces organes dans le torrent de la circulation.

Telle est, Mesdames et Messieurs, la réponse à la question que la Société protectrice de l'Enfance a mise au concours, telle est aussi l'analyse du mémoire n° 1, auquel votre Commission a cru devoir accorder la première place dans la distribution des récompenses. Il a pour épigraphe cette phrase d'Alphonse Leroy : « Le sevrage ne doit être que la cessation de « l'usage d'un des aliments de l'enfant, et non le changement subit de sa « manière d'être nourri, » et cette autre de Baumès : « La nature, « en prenant environ deux ans pour opérer l'éruption des dents de lait, « semble avoir voulu poser elle-même le terme de l'allaitement. » C'est l'œuvre d'un praticien instruit, d'un bon observateur, ayant l'habitude de traiter ces sujets. Malgré quelques *desiderata* que j'ai signalés dans le cours de ce rapport, et qui proviennent sans doute de ce que l'auteur a craint de trop allonger son travail, on peut dire qu'il répond aux conditions du programme que vous avez tracé. Avec quelques retouches, quelques additions, telles que, par exemple, l'action des sirops de dentition sur la sortie des dents, ou sur le prurit des gencives, l'opportunité ou la non-opportunité de la section des gencives, en cas de maladie, ou simplement d'un travail trop lent, trop pénible, de congestion gengivale, de gonflement buccal, d'éréthisme nerveux, ou encore l'influence de la lactation sur la santé d'une mère délicate ou même maladive, question qui n'est pas encore résolue d'une manière bien nette, etc., ce sera un très-utile manuel, que la Société pourra et devra propager auprès de toutes les mères de famille.

Après le mémoire n° 1, votre Commission a placé sur le même rang les n°s 3 et 5; quoique moins complets que le premier, ils se distinguent par une connaissance approfondie du sujet et par la grande expérience de leurs auteurs, qui se montrent pleins du désir de rendre service à l'humanité.

Le mémoire n° 3, intitulé *Conseils à ma fille*, a pour épigraphe : « On « sèvre trop tôt tous les enfants. Le temps où l'on doit les sevrer est « indiqué par l'éruption des dents. — J.-J. ROUSSEAU. » C'est aux mères de famille, dit-il, qu'il faut s'adresser, quand on veut parler de l'éducation physique et morale des enfants; c'est donc pour elles qu'il écrit.

A quelle époque convient-il de songer au sevrage et comment faut-il y préparer l'enfant? A quels dangers sont-ils plus particulièrement exposés à ce moment? Que faut-il penser des produits spéciaux destinés à l'alimentation des enfants à l'époque du sevrage? Quels sont les rapports du sevrage avec les phénomènes de la première dentition? Quelles sont les raisons qui peuvent forcer à sevrer prématurément les enfants? Est-il une saison qu'il faille préférer pour opérer le sevrage? Comment faut-il y procéder définitivement? Quels soins réclame la santé de la mère après le sevrage? Telles sont les principales questions qui se présentent à son esprit et auxquelles il répond avec une grande clarté, dans un style élégant.

Le sevrage ne doit se faire qu'après la sortie de seize dents, si l'on ne peut attendre l'éruption complète de la première dentition. Il ne doit jamais se faire après les six premières dents, à moins d'impossibilité du côté de la mère ou de l'enfant. Il veut aussi que, de bonne heure, on habitue l'enfant au lait de vache ; c'est le meilleur moyen de le préparer à une nourriture plus substantielle, et plus tard au sevrage. Le chapitre de l'alimentation est des mieux faits, des plus détaillés; l'auteur entre dans une foule de détails très-utiles aux mères de famille.

Existe-t-il des maladies particulières au sevrage? Non, à coup sûr; mais il est des accidents qui paraissent plus spécialement devoir être rapportés à cette opération, ce sont des dérangements intestinaux ; mais l'observation des faits montre que, le plus ordinairement, l'inflammation des voies digestives ne se produit que si le sevrage est effectué sans précautions, trop tôt, trop brusquement. Une alimentation mal proportionnée aux forces digestives de l'enfant est la principale cause de ces accidents. Le plus souvent, il est possible de conjurer le danger en suivant les préceptes d'une hygiène bien entendue.

La lettre 3ᵐᵉ, sur ce qu'il faut penser des spécialités vantées pour l'alimentation des enfants à l'époque du sevrage, est ce qui distingue ce mémoire de tous les autres. Ce chapitre est traité avec un soin extrême; il rejette toutes les spécialités alimentaires pour cet âge, s'appuyant plus particulièrement sur le rapport si remarquable de notre éminent collègue M. le docteur Devilliers, à l'Académie de médecine, à l'occasion de l'Exposition de 1874 de la Société protectrice de l'Enfance de Marseille.

En général, le sevrage doit être tardif, mais il arrive quelquefois que le médecin lui-même conseille de l'effectuer hâtivement; c'est lorsque la constitution de la mère est trop faible, lorsqu'elle est atteinte ou même menacée d'affections organiques, lorsqu'elle est atteinte de gerçures graves des seins, d'abcès, lorsqu'il survient une grossesse pendant le cours de la lactation ; dans ce dernier cas, non parce que le lait devient un poison, comme on le croyait autrefois, mais parce qu'il devient aqueux et trop peu nourrissant. Le retour des menstrues n'est pas une raison suffisante pour sevrer l'enfant, lorsque la santé de la nourrice n'en souffre pas.

Le sevrage doit se faire pendant le printemps, l'automne et même l'hiver, jamais en été; il pense que, lorsqu'il est longuement préparé, il doit s'effectuer brusquement. Votre Commission, Mesdames et Messieurs, ne partage pas cette manière de voir.

Somme toute, bon mémoire, bien pensé, bien écrit, devant rendre de nombreux services aux mères-nourrices.

Le n° 5 est peut-être le plus long de tous les mémoires envoyés. Il est écrit sous forme d'entretiens familiers, et certainement est l'œuvre d'un praticien instruit, et surtout très au courant de ces questions; mais peut-être est-il permis de lui faire le reproche de n'être pas assez concis, de trop diluer, dans un verbiage spirituel il est vrai, les bons conseils qu'il donne. Pour les mères de famille qui ont, en général, peu de temps à donner à la lecture, il faut leur enseigner beaucoup de choses en peu de mots. L'auteur se propose d'abandonner son bonnet doctoral, nos noms en *us* et le reste pour devenir le conseiller des jeunes mères; peut-être a-t-il trop complétement tenu sa promesse. Pour conserver l'autorité du conseiller, faut-il encore affirmer sa supériorité, et un langage par trop familier doit affaiblir cette autorité. Ce reproche, qui n'est pas bien sérieux, a pourtant mis ce mémoire au deuxième rang. Votre Commission le regrette, car, comme elle l'a dit, c'est l'œuvre d'un bon observateur. Il a pris pour épigraphe : « Vulgariser sans abaisser. » Le premier chapitre raite de l'époque du sevrage, et, comme tous les autres concurrents, il se garde d'assigner à cette opération une date fixe. La dentition, la force de l'enfant, sa santé, celle de la mère, font varier à l'infini la fixation de cette résolution. Les nécessités du sevrage peuvent venir de la mère, ce sont des menaces, des retours d'affections graves constitutionnelles, héréditaires, une mauvaise conformation du mamelon, des gerçures, des fissures, des crevasses profondes, la disparition subite du lait dans les seins, une nouvelle grossesse, l'affaiblissement de la mère, etc.

Elles peuvent dépendre de l'enfant; le défaut de dents prouve le besoin de l'allaitement, et la présence de ces auxiliaires des fonctions de nutrition est la meilleure preuve qu'une nourriture plus substantielle est nécessaire; mais la sortie lente des dents indique aussi qu'il ne faut diminuer l'allaitement que très-lentement, très-graduellement, et n'augmenter que très-lentement, très-graduellement aussi, la nourriture artificielle.

Tous les actes de la nature s'accomplissant avec une sage lenteur, le sevrage doit se faire de même lentement et non brusquement, et son époque ne doit jamais être arbitraire. Pour que l'enfant se sèvre de lui-même, il faut l'habituer, dès l'âge de 4 ou 5 mois, à prendre, concurremment avec le lait maternel, du lait de vache. Cette manière de procéder fait face à toutes les éventualités qui pourraient se présenter, et amène graduellement l'enfant à prendre une nourriture de plus en plus composée. L'appareil digestif éprouve certaines modifications qui coïncident avec les évolutions dentaires, et ces modifications doivent avoir pour but de le préparer à l'élaboration des nouveaux aliments qu'il va recevoir. A partir de l'âge de 4 ou 5 mois, l'auteur conseille la nourriture mixte; à cette occasion, il s'occupe du biberon, auquel il donne la préférence sur le verre, à cause de l'imprégnation plus complète que le lait éprouve par la salive de l'enfant. Il s'élève avec force contre le biberon à tube de caoutchouc, qui est très-répandu et qui est très-nuisible ; en cela, nous nous associons à lui de tout cœur. Ce chapitre, très-longuement et très-bien traité, sera très-utile pour l'éducation des mères. Dans le cinquième entretien, il est question de soins à donner à la mère. Il rejette les tisanes dites antilaiteuses, dont il veut même qu'on oublie les noms, et s'élève contre les laits répandus, qui n'existent que dans l'imagination des ignorants. Toutes les maladies qui surviennent chez les enfants à l'époque du sevrage, atteignent en général le tube digestif, le cerveau et la peau, et tiennent à un défaut d'assimilation des aliments. Constater une erreur, c'est découvrir une vérité, dit l'auteur à l'occasion des préjugés populaires sur l'allaitement et le sevrage, et il met la jeune mère en garde contre les conseils des commères, contre ces préjugés qui font admettre

que la lactation, comme la grossesse, fait tomber les dents de la mère,
contre celui-ci, très en usage chez les nourrices mercenaires, qu'un jeu
enfant renouvelle le lait, ou encore qu'il ne faut jamais changer de no
rice, lors même que l'enfant ne se trouverait pas bien de son lait,
qu'elle aurait un mauvais caractère, ou quelque défaut incompatible a
une bonne lactation. Ce chapitre est traité longuement et a un gra
intérêt pratique. Nous serions heureux que l'auteur le traitât un peu p
sérieusement, s'il a l'intention de publier son mémoire.

Le n° 2, ayant pour épigraphe cet aphorisme de Platon : « *Om*
« *scientia nihil aliud est quam reminiscentia* », est beaucoup plus sci
tifique que pratique, et à la portée des gens du monde auxquels
s'adresse.

Ce qui distingue ce mémoire, c'est surtout le conseil que l'aute
donne de ne faire boire du lait de vache à l'enfant que lorsqu'il se
entièrement sevré ; jusque-là il le défend et donne la préférence, lorsq
l'enfant sera en état de prendre un aliment autre que le lait maternel,
l'eau panée, aux bouillies, aux bouillons, aux crèmes, aux œufs. Vo
Commission est loin de partager cette opinion ; elle pense, comme l
auteurs des mémoires couronnés, que le lait de vache est le premier a
ment qui doit suppléer au lait maternel. L'auteur veut qu'une femr
qui, par cause de maladie, a été obligée de cesser la lactation commencé
donne de nouveau le sein à l'enfant lorsqu'elle ira mieux ; il cite ne
observations où cette pratique lui a réussi, et indique une foule de méc
caments galactogènes dans lesquels il semble avoir foi, et surtout l'éle
trisation des mamelles, et il appuie son opinion sur l'autorité de Lémery,
Désormaux, des docteurs Aubert, Lardeur et Fournier. Nous lui laisso
la responsabilité de ces assertions. Dans le chapitre des motifs qui doive
faire conseiller le sevrage, il se livre à des digressions philosophiques d'u
haut intérêt sans doute, mais peu appropriées au sujet ; il s'étend p
exemple très-longuement sur la théorie de Tyler Smith, qui compa
l'évolution des phénomènes successifs de la reproduction à ceux de la gr
vitation astronomique. Du reste ce mémoire, quoique ne répondant pa
complétement au but que la Société s'est proposé, est bien fait, savant
intéressant. Malheureusement l'auteur, par un regrettable oubli des cou
tumes académiques, révèle son individualité en annonçant, à la fin d
son introduction, qu'il a été déjà couronné par la Société protectric
de l'Enfance de Lyon, à propos d'un mémoire sur les obstacles à l'allai
tement maternel, et les meilleurs moyens d'y suppléer. Ce seul mot
aurait suffi pour l'écarter du premier rang, s'il avait répondu aux vœu
exprimés par la Société.

Vient en dernier lieu le mémoire n° 4. C'est le plus court. Il a pou

épigraphe cette phrase de Trousseau : « Le sevrage ne saurait se faire en
« consultant l'almanach. La plus ou moins rapide évolution des dents,
« voilà le véritable guide. — Un enfant doit téter jusqu'à ce qu'il ait passé
« l'époque où les accidents graves de la dentition peuvent survenir. »

Quoique bien fait, élégamment écrit, il est incomplet. En le revoyant,
en y faisant de nombreuses additions, l'auteur terminera un travail qui
peut devenir très-utile, et capable d'éclairer le public sur les devoirs de
la mère qui entreprend d'élever elle-même ses enfants.

Mesdames et Messieurs, votre Commission vous propose de donner un
prix de 300 francs au mémoire n° 1 ; cent francs à chacun des mémoires
portant les n°s 3 et 5, et une mention honorable aux n°s 2 et 4.

Dans la séance du 30 décembre 1875, les lettres cachetées ayant été
ouvertes, ont donné les noms des concurrents couronnés.

Le mémoire n° 1, qui a remporté le premier prix de 300 francs, est
de M. le docteur Brochard, de Lyon. M. le docteur Brochard a déjà été
couronné en 1868 par la Société protectrice de l'Enfance, pour son beau
travail sur l'allaitement maternel, que tout le monde connaît aujourd'hui.
Qu'il me soit permis ici de me féliciter d'avoir été appelé deux fois, à quelques années d'intervalle, à lui décerner la première récompense de notre
Société. Ses succès antérieurs auprès de l'Institut, de l'Académie de médecine, mettaient plus que personne l'auteur du mémoire : *De la mortalité des
nourrissons en France* (1) à même de traiter avec avantage, pour les mères
de famille, la question du sevrage. Aussi son travail est-il des plus
remarquables. Ce sera le digne complément des ouvrages qu'il a publiés :
*De l'allaitement maternel; Guide pratique de la jeune Mère; l'Ouvrière
mère de famille*, et de ceux qu'il continue à publier chaque mois dans le
journal *La jeune Mère*, recueil dans lequel il a entrepris, depuis plus de
deux ans, la tâche difficile de régénérer la nation française par la femme,
en lui enseignant ses devoirs, ses obligations, la manière d'élever ses
enfants, comment elle doit nourrir son nouveau-né, ce qu'elle doit croire
ou rejeter de tout ce qui se dit et se colporte de tous côtés sur l'éducation de l'enfance, enfin l'hygiène de l'enfant et de la jeune mère. Il
met en pratique ce vœu que formait Mme Campan : « Créer des mères de
« famille est la seule éducation de la femme. » Le succès toujours crois-
sant qui couronne son œuvre prouve son utilité et son importance.

Les mémoires n°s 3 et 5 sont également d'éminents praticiens. Le
n° 3 est de M. le docteur L. Michelski, de Charny (Yonne) ; le n° 5, de
M. le docteur Bessière, d'Egreville, tous deux lauréats de notre Société et
habitués depuis longtemps aux couronnes académiques.

(1) Ouvrage couronné par l'Institut.

La première mention, accordée au mémoire nº 2, appartient à M.
docteur Edgar Grosjean, de Montmirail.

Le nº 4, qui a mérité la deuxième mention honorable, est de M.
docteur A. Michelski, de Villiers-Saint-Benoît (Yonne).

Ces deux derniers mémoires ont des mérites qui laissent à votre Co
mission le regret de n'avoir pu leur accorder une plus haute récompen

Somme toute, Mesdames et Messieurs, les mémoires envoyés au co
cours, s'ils n'ont pas été très-nombreux, dénotent chez leurs auteurs u
connaissance approfondie du sujet, et nous font espérer que les idées
y sont exprimées se répandront bien vite dans la société, et aider
puissamment à l'éducation de la mère de famille et à diminuer la m
talité des nouveau-nés. Déjà notre Société a rendu de grands servic
venez à notre secours, Mesdames, propagez ces saines idées autour
vous, et petit à petit nous déracinerons les préjugés qui entravent enc
le développement et l'accroissement de la population de notre beau pa
Et la France régénérée reprendra la place que lui assignent, à la tête
nations européennes, son intelligence, sa civilisation, sa bravoure.

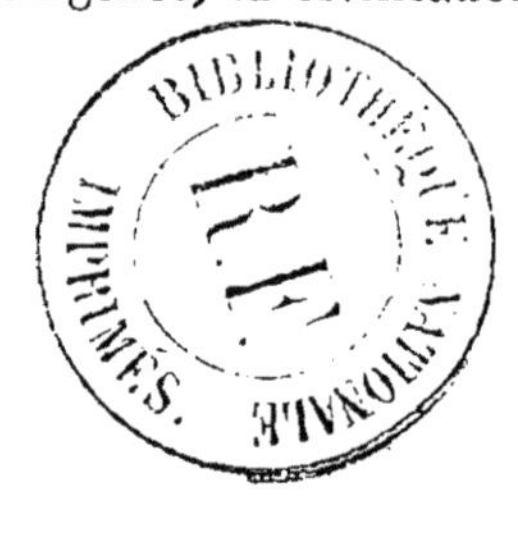